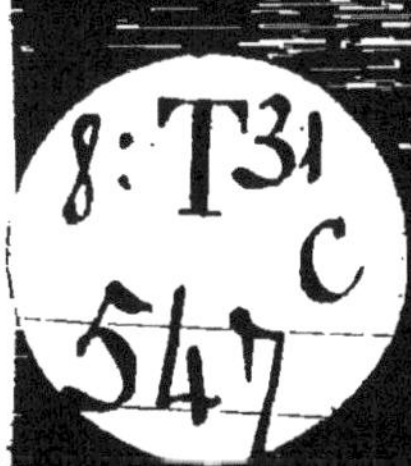

Dr Gustave CUSTER

# PRINCIPES
SUR LES
# SOINS A DONNER
AUX
# Enfants du premier âge
(NOURRISSONS)



*Pour être répandu dans les familles par les soins des employés de l'état civil, des commissions sanitaires, des sociétés de femmes etc.*

ÉDITION FRANÇAISE
TRADUITE DE LA SEPTIÈME ÉDITION ALLEMANDE
par
**Madame M. PICHENOT**

PARIS
LIBRAIRIE A. HATIER
QUAI DES GRANDS-AUGUSTINS, 33

Dr Gustave CUSTER



# PRINCIPES

SUR LES

# SOINS A DONNER

AUX

# Enfants du premier âge

(NOURRISSONS)



*Pour être répandu dans les familles par les soins des employés de l'état civil, des commissions sanitaires, des sociétés de femmes etc.*

ÉDITION FRANÇAISE

TRADUITE DE LA SEPTIÈME ÉDITION ALLEMANDE

par

**Madame M. PICHENOT**

PARIS
LIBRAIRIE A. HATIER
33, QUAI DES GRANDS-AUGUSTINS, 33

# AVANT-PROPOS

## POUR LA PREMIÈRE ÉDITION

La mortalité des enfants du premier âge, c'est-à-dire des nourrissons est, en beaucoup d'endroits, considérable. En Suisse même, plusieurs cantons se distinguent tristement sous ce rapport.

La faute en est surtout à l'ignorance des règles les plus importantes de l'alimentation naturelle.

Imprimer fortement dans l'esprit des mères les principes nécessaires au traitement convenable du nouveau-né et de l'enfant jusqu'au début de sa seconde année, et les décider à les suivre sérieusement c'est là, contre la maladie et la mort dans la première phase de l'existence, un remède qui a sa valeur.

En France et dans quelques cantons français de la Suisse, des employés de l'état civil et des sociétés de protection de l enfance, afin de diminuer la fréquence des maladies et la mortalité chez l'enfant, se sont efforcés, et avec succès, de persuader les mères en leur faisant une distribution gratuite de courtes instructions imprimées sur la façon hygiénique d'élever les nourrissons.

Cette manière d'ouvrir les yeux des parents, de la mère surtout, sur ces notions élémentaires, mérite d'être généralement adoptée.

Il faudrait qu'il y eût ainsi, dans chaque maison, un guide autorisé, pouvant être consulté consciencieusement lorsqu'il s'agit de la santé si importante de la jeune génération.

### Nature de l'ouvrage.

L'auteur, prenant pour base les manières de voir actuelles et l'expérience acquise dans les soins à donner à la santé des enfants, a réduit en courts préceptes les règles principales à suivre pour élever rationnellement l'enfant pendant qu'il est nourrisson.

Puisse ce petit livre, grâce aux soins des commissions sanitaires, être mis gratuitement par les employés de l'état civil entre les mains des mères, des plus riches comme des plus pauvres, lors de chaque déclaration de naissance.

Si l'on veut éclairer le peuple sur les questions touchant à la santé, il faut employer des moyens populaires et pouvant agir sur tous ; un de ceux-ci est sans aucun doute, l'enseignement populaire sur les soins à donner aux petits enfants, lequel est encore très au-dessous de ce qu'il devrait être.

*La protection de la santé des enfants est un des devoirs humanitaires les plus pressants et les plus avantageux : car l'enfant est le père de l'homme.*

---

## AVANT-PROPOS

POUR LA QUATRIÈME ÉDITION

A sa grande satisfaction, l'auteur de cette petite brochure qui doit aider à populariser les soins à donner à la santé des nourrissons ; voit que ses intentions ne sont pas restées absolument infructueuses.

## Diffusion de l'ouvrage en Suisse.

Grâce aux autorités sanitaires cantonales, commissions locales sanitaires, sociétés mutuelles, etc., qui ont correspondu à nos désirs, ce petit ouvrage s'est largement répandu dans une série de cantons (par exemple Argovie, Zürich, Saint-Gall, Thurgovie, Appenzel, Valais), et a fait son chemin dans nombre de familles.

Depuis le jour de l'an 1893, ce petit livre a été désigné par un arrêté de Gross-Zurich et de Winterthur pour être distribué dans chaque famille par les employés de l'état civil au moment de la déclaration de la naissance du premier enfant.

Puissent un grand nombre des enfants que l'on voit plein d'espoir entrer dans la vie, être ainsi protégés dans leur santé contre tout dommage ; car c'est surtout dans l'âge le plus tendre que la préservation joue un rôle prépondérant.

La quatrième édition a été enrichie d'améliorations et de compléments nombreux.

L'auteur espère que son guide pour les soins à donner aux petits enfants trouvera également son entrée, et peut-être même du succès dans les cantons où jusqu'ici on n'avait pas encore essayé de donner à la mère des instructions autorisées sur ses devoirs vis-à-vis du nourrisson.

Dr Gustave Custer.

# PRINCIPES

SUR LES

# SOINS A DONNER AUX ENFANTS

DU PREMIER AGE

**Par le Docteur G. CUSTER**

## I

## De l'Alimentation.

### I. — De l'Alimentation naturelle.

**Ses avantages pour l'enfant :**

*L'alimentation naturelle de l'enfant est le lait de la mère ou de la nourrice.*

Les enfants élevés au sein souffrent rarement de troubles de la digestion, leur mortalité est la plus rare, et, règle générale, ils sont mieux portants. Ils apprennent d'ordinaire plus tôt à marcher que les enfants nourris artificiellement.

**Ses avantages pour la mère :**

*Toute mère saine, pouvant allaiter son enfant, agit contre son devoir maternel irrécusable, et contre la nature, si elle y renonce.*

Par cette omission, elle fait tort souvent à sa propre santé, surtout en ce qui concerne les organes abdominaux : l'expérience, en effet, prouve que l'allaitement favorise le retour à l'état normal de la matrice qui avait augmenté de volume, et contribue ainsi à prévenir les maladies des femmes.

**Sa possibilité, sa facilité :**

Actuellement, *si les mères le voulaient bien, l'allaitement serait possible bien plus souvent, pendant quelque temps, du moins!*

Il est bien moins compliqué, bien moins dispendieux, et demande bien moins de temps que l'élevage au biberon.

Ce n'est jamais la sage-femme ou la garde, mais *seul* un médecin prudent et consciencieux qui devrait décider si les raisons de santé personnelles sont suffisamment sérieuses pour défendre à une femme de nourrir son enfant.

**Obstacles imaginaires :**

Très souvent, les mères actuelles se refusent à accomplir ce devoir par des considérations sans importance (crainte de l'épuisement, de la faiblesse, d'une vieillesse prématurée), ou avec des excuses sans valeur. Trop souvent, elles se le laissent déconseiller *sans motif*, même par une sage-femme. Le manque absolu de lait chez la femme est rare.

Il ne faut pas mettre l'enfant au sein trop longtemps après sa naissance. Il ne faut auparavant lui donner ni lait, ni eau sucrée. Le premier essai d'allaitement doit être fait lorsque la mère et le nouveau-né sont reposés des fatigues de la naissance (environ dix à douze heures après celle-ci).

*Il ne faut jamais se laisser décourager par l'insuccès des premières tentatives du nourrisson* et abandonner l'allaitement maternel du troisième au cinquième jour après la naissance.

**Difficultés réelles, Remèdes :**

Souvent les bouts des seins de la mère mal développés, trop peu préparés ou se crevassant aisément, sont un obstacle pour l'enfant qui ne peut pas téter. Il faut alors soigner les bouts des seins, ou se servir d'une ampoule munie d'un bout de sein artificiel, qui

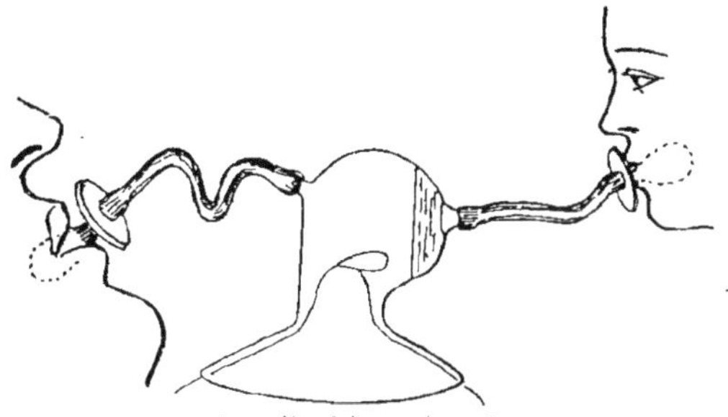

Téterelle bi-aspiratrice

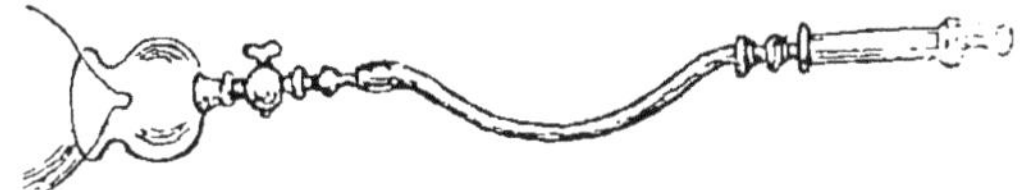

Tire-lait pour pratiquer le dégorgement artificiel

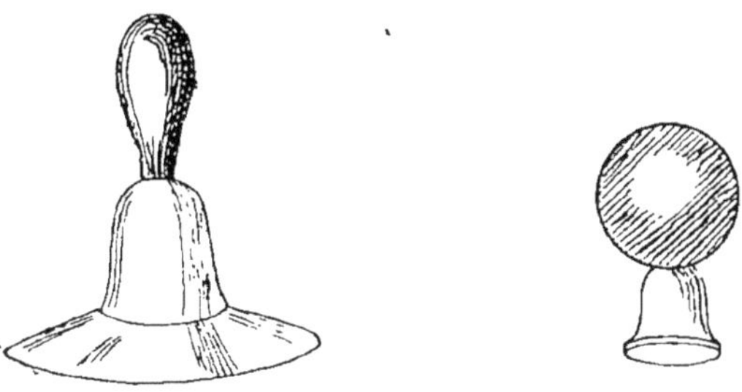

Téterelle en verre avec tétine en caoutchouc    Autre type de tire-lait

apprend en peu de temps à l'enfant à bien prendre le sein.

Si les premiers essais d'allaitement restent infructueux par suite du manque de lait, il faut donner à l'enfant comme nourriture non de l'eau sucrée, mais du lait de vache très étendu (voyez alimentation artificielle). Il faut, en outre, continuer plusieurs jours les essais.

La mise au sein régulière et persévérante du nourrisson, tantôt à droite, tantôt à gauche, est exigée au début par la lactation encore très peu abondante.

Il est *insensé* de faire observer à la mère une diète de famine pendant les premiers jours de l'accouchement; cela ne peut servir qu'à lui affaiblir le corps et à diminuer la lactation.

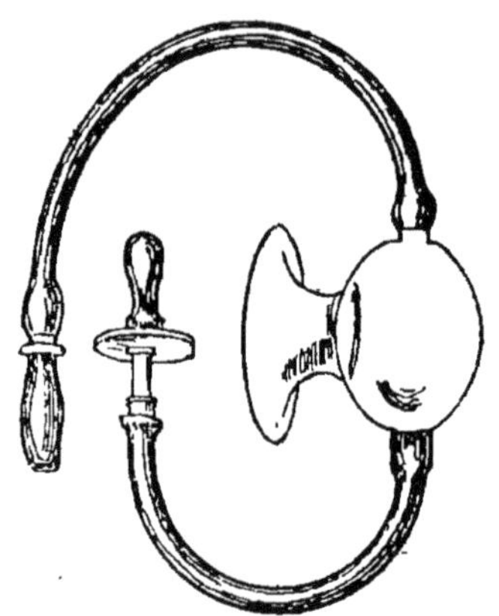
Téterelle de Budin avec embout pour la mère et tétine pour l'enfant

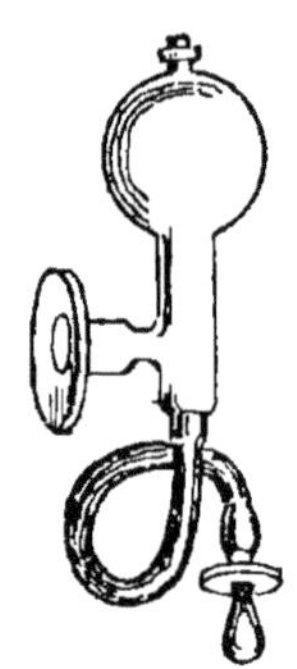
Autre type de téterelle

Les cas où le nouveau-né n'est pas parvenu à téter le sein maternel sont excessivement rares.

**Fréquence et régularité des tétées :**

*On ne donnera pas le sein à volonté et souvent, mais avec une certaine régularité et ponctualité, tantôt à droite, tantôt à gauche.*

Dans les premières semaines, on donnera le sein toutes les deux heures, plus tard, toutes les trois heures le jour, et, règle générale, une fois seulement la nuit. — A partir du sixième mois, six repas suffiront pour la nuit et le jour, cinq après neuf mois. — Le premier mois passé, l'enfant ne recevra plus de nourriture la nuit de dix heures du soir jusqu'au matin de quatre à six heures ; il ne faut donc pas l'éveiller pour le faire téter. Avec quelque persévérance, on arrive bientôt à obtenir ce repos nocturne, bienfaisant à la fois pour l'enfant et pour la mère.

On commet une grande erreur en pensant que chacun des cris de l'enfant annonce la faim, et qu'il faut chaque fois l'apaiser en le mettant au sein. Le nourrisson crie pour bien des motifs autres que le besoin de nourriture.

Il est préjudiciable aux organes de la digestion de mettre l'enfant au sein trop souvent, irrégulièrement, et *comme remède* pour apaiser ses cris et son inquiétude, ainsi que cela se pratique trop souvent.

*Ne négligez jamais de rechercher la véritable raison des cris chez l'enfant.* Cela peut venir de ce qu'il est mouillé ou malpropre, de ce qu'il respire un air malsain, dans la chambre à coucher surtout, de ce qu'il est pressé ou serré dans ses langes, ou par un bandage ombilical trop ferme.

**Soins de propreté après chaque tétée :**

Aussitôt après chaque tétée, la mère ou la nourrice se nettoiera soigneusement le sein, nettoiera la bouche du nourrisson, avec un linge de toile très propre humecté d'eau fraîche.

Après son repas, l'enfant d'ordinaire a besoin de sommeil, il le prendra dans son petit lit.

Il est inutile de purifier artificiellement le nouveau-né, comme on a coutume de le faire dans certains pays, de ce qu'on appelle le méconium (première selle noirâtre), au moyen de sirops laxatifs ou de sirops quelconque venant de la pharmacie. Ces petits remèdes, ou même le sucre, le beurre, etc., que l'on emploie parfois peuvent le rendre malade. Ce sont de dangereux dérivatifs.

**Alimentation naturelle provisoire :**

*L'enfant, quand bien même la mère aurait peu de lait, doit être mis au sein pendant au moins les six ou huit premières semaines.*

C'est déjà un grand avantage pour lui.

Si la mère n'a pas suffisamment de lait, au début ou plus tard, il faut donner à l'enfant, même plusieurs fois par jour quand cela devient nécessaire, concurremment avec le lait de la mère et pour compléter l'allaitement, du lait de vache étendu suivant les règles. (Voyez plus loin : De l'alimentation artificielle.)

## Le sevrage.

Quant au *sevrage*, nous ne pouvons que donner des règles générales. On se conduit dans les cas particuliers suivant les conditions dans lesquelles on se trouve.

**Date :**

Ordinairement, lorsque la lactation est suffisante, l'état des forces convenable, la santé de la mère satisfaisante, le développement de l'enfant favorable, on fait le sevrage complet à la fin du neuvième mois, au plus tard au bout de la première année. Très souvent même il faut cesser plus tôt l'alimentation au sein. Cependant, en dehors de circonstances exceptionnelles, il ne faudrait pas cesser avant l'apparition normale des incisives inférieures qui sont les premières à se montrer (à peu près dans le courant du septième mois).

**Moyen de le faire :**

Pour éviter des troubles de la digestion chez l'enfant, on ne le déshabitue jamais tout d'un coup (exception faite de cas de maladie grave de la mère ou du nourrisson). Il ne faut pas le faire en été, pendant les fortes chaleurs surtout.

Le passage à une autre nourriture doit se faire *lentement* et seulement après quelque préparation.

Quelques semaines avant le sevrage, il faut donner à l'enfant, plusieurs fois par jour, du lait de vache mêlé à de la crème d'orge ou d'avoine ; la nuit, on peut aussi, lorsque l'âge de l'enfant le permet, lui donner une bouillie très claire, faite de lait et de farine de froment.

L'addition des crèmes de grains rend le lait de vache

plus facile à digérer parce que la caséine, par l'effet du mucilage, se caille un peu moins fortement et devient moins compacte dans l'estomac.

Suivant l'âge dans lequel a lieu le sevrage, on donne d'abord du lait mélangé à la crème d'orge par parties égales — une ou deux semaines après, on donne un mélange de deux tiers de lait pour un tiers de crème. — Plus tard encore, après deux ou trois semaines, on allonge le lait avec de l'eau, — puis enfin, on donne le lait *pur*, c'est-à-dire tel qu'il est tiré de la vache.

Pendant ce temps, on donne le sein de plus en plus rarement vers la fin, seulement deux ou trois fois par jour.

Si la santé de l'enfant est bonne, on passe alors à l'alimentation exclusivement artificielle. Les règles à observer alors sont en rapport avec le temps, c'est-à-dire avec l'âge dans lequel le sevrage sera fait.

Lorsqu'il se présente quelque difficulté imprévue, ou surtout lorsqu'il y a des troubles dans la santé de l'enfant pendant la période de sevrage, il faut demander conseil au médecin et le faire *à temps*.

## II. — **Alimentation mixte.**

Il n'est pas rare qu'il faille donner à l'enfant nourri au sein et dont l'alimentation est insuffisante, un supplément de nourriture vers le quatrième ou le cinquième mois, surtout si l'accroissement du poids du corps reste trop au-dessous de ce qu'il doit être.

Ce qui convient toujours le mieux dans ce cas est le lait de vache étendu (voyez alimentation artificielle). Les farines lactées n'arrivent qu'en seconde ligne.

Il y a une chose à proscrire sévèrement, c'est de laisser le nourrisson élevé au sein ou au biberon, goûter à la nourriture des adultes comme cela se fait parfois dès le cinquième mois : c'est une folie. Des troubles digestifs sont le résultat inévitable de cette alimentation défectueuse.

Dans le cas où une nouvelle *grossesse* surviendrait

pendant l'allaitement, la mère doit cesser aussitôt de nourrir, quelque prématurément que ce soit.

## III. — Alimentation artificielle.

Si un nourrisson ne peut être élevé au sein de la mère ou d'une nourrice saine, choisie par un médecin consciencieux, on le nourrit artificiellement.

L'*alimentation artificielle* de l'enfant se fait, règle générale, au moins jusqu'au neuvième mois exclusivement *avec du bon lait de vache provenant d'animaux bien portants* (1).

**Préparation du lait :**

La ration de lait, qu'il ne faut pas donner trop chaud à l'enfant, doit être toujours préalablement bouillie avec soin. En été on fait bouillir toute la provision de lait aussitôt que la laitière l'a apportée et on le conserve jusqu'à ce qu'on l'emploie, dans un vase parfaitement propre et bien clos.

En aucun cas, il ne faut donner du lait cru à un nourrisson. L'ébullition fait disparaître parfaitement les éléments de fermentation qui sont dans le lait de vache, lesquels, principalement pendant les chaleurs, le gâtent et le font aigrir.

Il y a, pour faire complètement et longtemps cuire (stériliser) le lait de vache, un *appareil spécial* qui convient admirablement à ce but (le plus recommandable est celui de Soxhlet). Lorsqu'on en achète un, on reçoit en même temps une notice imprimée indiquant la manière de s'en servir. Celui qui peut faire les frais de cet appareil, ne devrait pas négliger de l'acheter.

**Le meilleur lait :**

*Le lait de vache sert aux petits enfants de nourriture et suffit pleinement à remplacer le lait de femme de la façon*

(1) Chimiquement parlant, le lait qui a le plus de rapport avec le lait de femme est le lait d'ânesse. Mais par suite de conditions spéciales, on ne peut chez nous, songer à employer ce lait pour l'alimentation artificielle de l'enfant.

*la meilleure, la plus simple et la moins coûteuse*; ce n'est donc pas seulement, suivant l'opinion erronée de bien des parents, une boisson après laquelle les bébés doivent nécessairement avoir faim ou avec laquelle ils mourront de faim, qu'elle soit employée en faible ou en grande quantité.

*Les enfants élevés avec du lait de vache, sont en général mieux portants que ceux auxquels on donne de bonne heure beaucoup de bouillie et de pain grillé cuit (Zwieback) comme nourriture artificielle.*

**Le coupage du lait :**

Mais pour le rendre le plus possible semblable au lait de la mère, il faut additionner le lait de vache jusqu'au moins à la fin du sixième mois, avec de la bonne eau bien pure, bien bouillie et sucrée.

Il n'y a pas, pour le mélange du lait de vache avec de l'eau, de loi pouvant servir dans tous les cas, mais nous avons expérimenté pratiquement les proportions suivantes :

Première semaine : 1 partie de lait, 3 parties d'eau ; deuxième semaine jusqu'à la fin de la quatrième semaine : 1 partie de lait, 2 parties d'eau ; deuxième mois jusqu'à la fin du troisième mois : 1 partie de lait, 1 partie d'eau ; quatrième mois jusqu'à la fin du cinquième mois : 2 parties de lait, 1 partie d'eau ; sixième mois : 3 parties de lait, 1 partie d'eau.

**Le lait pur :**

Au commencement du septième mois, on essaie de donner le lait seul.

Mais il faut bien veiller à ce qu'aucun trouble ne se produise. Si cela arrivait, il faudrait continuer encore quelque temps à donner le lait légèrement allongé. Il y a des enfants qui sont très sensibles au lait pur, bien plus difficile à digérer. Vers le neuvième mois au plus tard, ils le supportent généralement bien.

**Usage prématuré du lait pur, Ses méfaits, Remède :**

Il arrive assez souvent que la quantité d'eau indiquée pour le coupage a besoin d'être encore augmentée. Les mères se conduiront sous ce rapport en tenant compte des facultés digestives de chaque enfant, et surtout de ses selles. Sont-elles irrégulières et en compte-t-on plus de trois d'abord, ensuite plus de deux toutes les vingt-quatre heures, c'est un signe que l'enfant ne digère pas bien habituellement le lait de vache.

Si, dans les selles, il se trouve un certain nombre de petites masses caillées blanchâtres, c'est un signe que le lait consommé n'est pas assez allongé. Il faut alors y ajouter un peu d'eau ou de crème d'orge (1). (Voyez plus haut : de l'influence de cette addition sur la digestibilité du lait de vache).

Pour chaque portion de lait coupé, on ajoute une bonne cuillerée à thé de sucre de canne en poudre. On le fait fondre dans l'eau préalablement bouillie qui doit servir au coupage, et l'on verse cette eau sucrée dans le lait. On peut également faire bouillir le mélange de lait et d'eau et le sucrer ensuite.

**Fréquence et régularité des repas. Quantité de lait à donner à l'enfant :**

L'enfant reçoit la nourriture artificielle toutes les deux ou trois heures pendant les quatre premières semaines, — plus tard, toutes les trois ou quatre heures, — dans la nuit une fois seulement.

*Il faut apporter la plus grande régularité possible dans cette distribution de la nourriture.*

---

(1) Il faut faire la crème très légère : une crème épaisse contenant trop d'amidon. Pour 1/4 de litre d'eau, on prend :

Du premier au deuxième mois : 1 cuillerée à thé pleine de grains d'orge entiers; du troisième au quatrième mois : 1 cuillerée 1/2 à 2 pleine de grains d'orge entiers. Pour les nourrissons plus âgés : 2 à 3 cuillerées pleines de grains d'orge entiers. On mélange à un peu d'eau froide et l'on verse dans 1/4 de litre d'eau bouillante. On laisse bouillir quinze à vingt minutes. Puis on passe à travers un linge fin. On renouvelle la préparation deux fois par jour.

Dans les premières semaines, la quantité donnée à chaque repas augmente chaque jour et va de 30 à 70 gr.

| | |
|---|---|
| dans la 2me et la 3me semaine. . . . . . | 90 gr. |
| dans la 4me et la 5me semaine. . . . . . | 100 gr. |
| de la 6me à la 12me semaine. . . . . . | 125 gr. |
| du 4me au 5me mois. . . . . . . . . . | 150 gr. |
| du 6me au 7me mois. . . . . . . . . . | 175 gr. |
| du 8me au 12me mois (1). . . . . . . . . | 200 gr. |

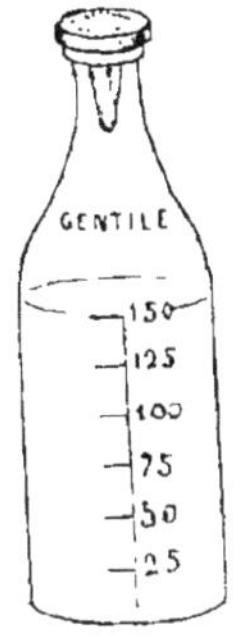


Flacon gradué

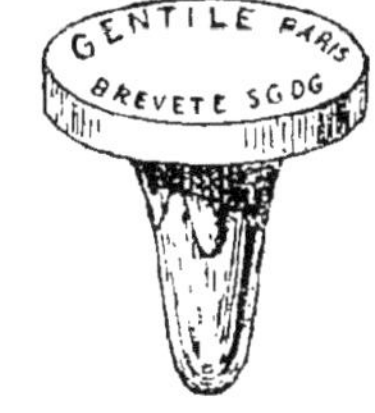


Bouchon de caoutchouc

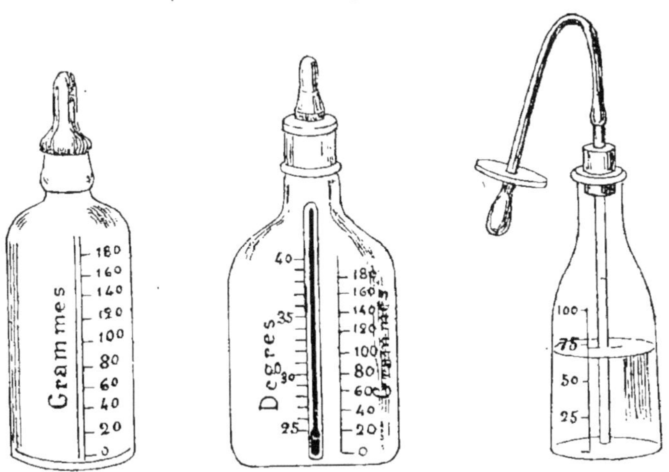


Divers types de biberons gradués.

(1) Il est très utile de se servir, pour l'alimentation artificielle d'un verre gradué par division de poids en grammes. On trouve aussi dans le commerce des bouteilles biberons munies de divisions semblables.

Ne donnez jamais à l'enfant du lait qui a séjourné dans le biberon et n'a pas été consommé ; il s'y aigrit vite et fait mal à l'estomac du petit.

*Ne suralimentez pas le nourrisson*, ne lui donnez jamais trop de lait à la fois, ne lui donnez pas à boire plus souvent que nous ne l'indiquons, vous troubleriez sa digestion si importante pour sa santé et sa croissance. Les enfants trop gras ne sont pas d'habitude les mieux portants.

**Le bon lait :**

N'employez pas le lait *d'une seule vache*, mais le lait mêlé de *plusieurs animaux très sains*. Ceux-ci doivent être le plus possible, maintenus à la nourriture sèche, parce que le lait provenant d'animaux nourris d'herbes fraîches est généralement mal supporté, surtout par les très jeunes nourrissons.

Dans les villes, on vend du *lait pour enfants*, qui provient d'animaux spécialement traités ; ce lait est plus cher que le lait ordinaire, mais il mérite la préférence pour l'alimentation des petits enfants.

Il faut tâcher d'avoir deux fois par jour du lait fraîchement trait, le matin et le soir, en été surtout.

*Si un nourrisson ne supporte pas le lait de vache frais, même coupé de crème de grains, même soigneusement traité par la cuisson dans un appareil spécial* — (ainsi au printemps et à l'automne, moment où les bêtes mangent de l'herbe), — *s'il crie beaucoup, s'il ne grossit pas suffisamment, maigrit même visiblement*, il faut toujours consulter *à temps* le médecin sur la réglementation opportune ou le changement de nourriture que l'on peut tenter. Si l'on tarde à le faire, les conseils peuvent arriver trop tard. (Des nourrissons trop amaigris peuvent facilement avoir des convulsions, ils meurent souvent d'épuisement.)

Ne traitez pas vous-même ces questions de santé *si importantes* pour le bien et le mal de votre enfant ; et gardez-vous bien d'écouter tous les soi-disant bons conseils des voisines et des bonnes femmes.

**Usage de la farine lactée :**

La farine lactée contenant du laït, est en fait une bouillie de farine meilleure qu'une autre, mais chère. Sa composition chimique la rend pour les enfants, plus digestible que la bouillie ordinaire.

*La farine lactée ne convient en aucun cas comme alimentation unique des tout petits enfants*, et même elle n'est bonne comme supplément au lait de vache que pour les nourrissons plus âgés. (Ordinairement on ne peut guère la donner avant le sixième mois, et deux fois par jour au plus.)

**Bouillie de farine ordinaire :**

Habituellement, *l'enfant ne digère jamais bien la farine ordinaire dans les six premiers mois de sa vie.* On fera donc bien de s'abstenir complètement de donner de la bouillie au nourrisson.

La meilleure alimentation artificielle de l'enfant, pendant sa première année, est celle qui est constituée exclusivement de lait : elle est la plus naturelle, et, en temps ordinaire, suffit complètement.

Si l'on veut y ajouter quelque chose dans les derniers mois, le soir, par exemple, que l'on emploie le Zwieback (pain recuit) très finement écrasé, ou que l'on donne une fois par jour du bouillon de viande additionné de jaune d'œuf. On peut aussi employer la farine lactée lorsqu'on ne préfère pas quelque chose de moins coûteux.

**Le muguet :**

*C'est une erreur*, de beaucoup de mères, *de penser qu'il faut que tous les enfants aient le muguet.* Cette maladie est due à un champignon (sorte de moisissure) et indique souvent le début de dangereux troubles de la digestion.

On peut presque toujours prévenir le muguet par des nettoyages réguliers de la bouche du nourrisson avant et après chaque tétée (on fait un lavage doux avec un morceau de toile fine trempé dans de l'eau pure, et enroulé autour de l'index), et par de consciencieux nettoyages du flacon à lait et du biberon, chaque fois que l'on s'en est servi.

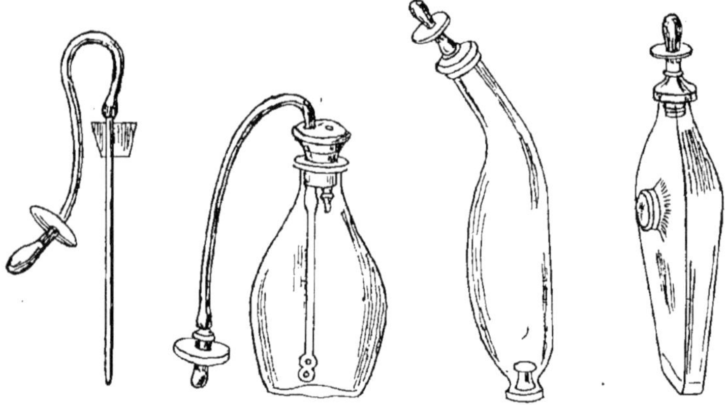

Biberons à tuyau : à proscrire. Biberons sans tuyau : à adopter.

Il ne faut employer que de l'eau chaude pour nettoyer et échauder les vases à lait.

Ne faites pas soigner le muguet par la sage-femme, la garde ou le pharmacien, mais seulement par le médecin !

Le miel rosat et autres adoucissants tirés de la pharmacie, ne font que nourrir le champignon.

**Choix du biberon :**

Pour donner le lait, *il ne faut pas employer le biberon à long bout de caoutchouc et tube de verre* (système anglais). On ne peut que très difficilement les nettoyer à fond, comme il le faut, et enlever tous les restes de lait.

Il faut simplement mettre sur le flacon un bout de caoutchouc noir percé de trous qui ne soient pas trop fins. Ce bout de caoutchouc doit être stérilisé. Après l'avoir employé, il faut le nettoyer soigneusement, chaque fois, et le placer dans un verre avec de l'eau fraîche.

*Il faut toujours surveiller l'enfant pendant qu'on lui donne son lait dans le biberon*. S'il tète trop longtemps sans être surveillé, avec le biberon de lait à côté de lui dans son lit ou sa petite voiture, cela ne vaut rien. La tétée doit être achevée en dix ou quinze minutes. Ce n'est qu'après le sixième mois que l'on peut se servir d'une tasse à bec pour donner la nourriture liquide qui, jusqu'à cette époque doit être tétée.

**Objets à proscrire :**

*Il faut absolument mettre de côté tous les objets divers que l'on donne aux enfants à se mettre dans la bouche* pour apaiser leurs cris, même les petits bouchons de gomme (que l'on appelle des consolateurs).

Tout cela ne sert qu'à gâter la petite créature, ce sont des choses laides, dégoûtantes, et comme l'enfant les suce souvent, ils deviennent même nuisibles en favorisant une sécrétion salivaire trop abondante. Souvent, lorsqu'ils ne sont pas tenus très propres, ce qui arrive souvent, ils peuvent occasionner le muguet.

Tous ces dégoûtants croûtons de pain, nouets à téter, etc., que, çà et là dans les campagnes, on a coutume de donner à sucer aux petits enfants, doivent être absolument proscrits. Partout où on les rencontre, il faudrait les jeter par la fenêtre.

Ces objets malpropres aigrissant vite, en été surtout, sont le meilleur moyen de rendre malades la bouche du nourrisson, son estomac, et les dents qui commencent à paraître.

Tous les moyens de tranquilliser l'enfant (voir chapitre IX) doivent aussi être mis sévèrement de côté : comme ils arrêtent les cris de l'enfant et que ces cris peuvent être la manifestation d'un malaise causé par la malpropreté, l'indisposition, etc., ils conduisent à laisser passer inaperçues des choses fâcheuses, au grand dommage de l'enfant.

*Nourrissez et soignez vos petits enfants aussi naturellement et simplement que possible, ils en deviendront plus rarement malades.*

Ce sont les troubles digestifs — surtout les vomissements fréquents et forts et la diarrhée — par suite d'alimentation défectueuse, qui le plus souvent tuent les nourrissons. Cherchez donc de toutes vos forces à les éviter. (Voyez conduite à tenir en pareil cas, ch. VII.)

**Pesée du nourrisson :**

Des pesées faites au moyen de balances spéciales donnent sur la prospérité de l'enfant ou sur le retard du développement de son corps, des indications qui sont bonnes, mais non pas infaillibles. Faites-les tous les 8 ou 15 jours lorsque l'accroissement ne se voit pas bien à l'œil et que les digestions sont défectueuses, et comparez soigneusement les chiffres ainsi obtenus avec ceux que fournit l'expérience.

**Poids normal du nourrisson :**

Le nouveau-né pèse en moyenne environ 3.300 gr. (Le poids le plus petit constaté chez un enfant né viable est de 717 gr., le plus fort de 6.500 gr., 13 livres par conséquent.)

Dans les trois ou quatre premiers jours de l'existence, le poids originel diminue de 200 gr. en tout généralement. Chez les enfants élevés au sein, cette perte dure moins que chez les enfants nourris artificiellement.

La moyenne de l'accroissement journalier est :

| | |
|---|---|
| du 1er au 2e mois, de . . . . | 30 à 25 gr |
| du 3e au 4e mois de. . . . . | 22 à 20 gr. |
| du 5e au 6e mois de. . . . . | 18 à 16 gr. |
| du 7e au 9e mois de. . . . . | 15 à 12 gr. |
| du 10e au 12e mois de . . . . | 10 à 6 gr. |

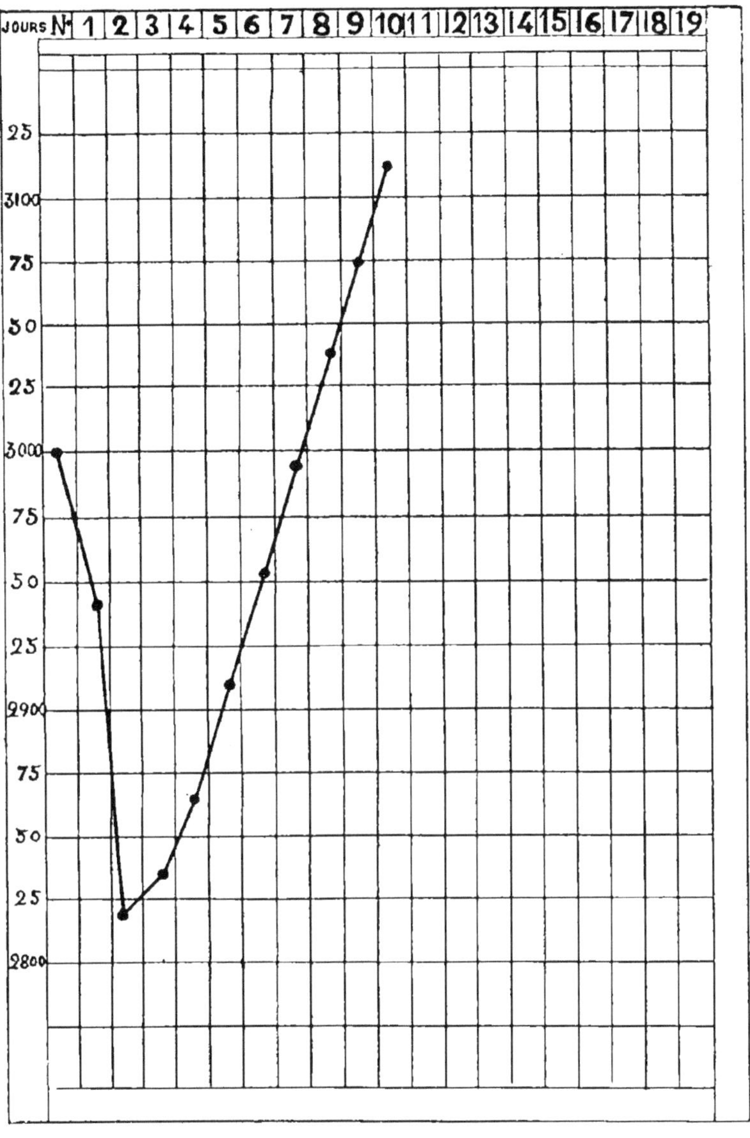


Courbe normale du poids d'un enfant pendant les 10 premiers jours de son existence.

Jusqu'à la fin du 1er mois, le poids a monté du 1/3 environ, dans le 5e mois, il a doublé; à la fin de l'âge du nourrissage, il a presque triplé. Le sevrage occasionne souvent un arrêt passager dans l'augmentation du poids. Chez les garçons, le poids du corps est en moyenne, plus fort que celui des filles.

Si l'augmentation du poids est trop faible, s'il y a arrêt ou si l'on constate de l'amaigrissement chez l'enfant, il faut *à temps* en demander la raison au médecin et s'enquérir auprès de lui des remèdes à employer.

Souvent alors, il s'agit de changer la manière d'alimenter les enfants (par exemple, donner à l'enfant une nourrice au lieu du biberon, changer les rapports de coupage du lait, réduire la nourriture donnée trop souvent ou en trop grande quantité à la fois, etc.)

---

II

# Habitation. Chambres d'enfants.

**La meilleure chambre pour enfants :**

Il faut utiliser pour chambre d'enfants ou d'accouchée, la chambre la plus sèche, la plus ensoleillée, la plus aérée, la plus grande et la plus tranquille.

Dans les familles peu fortunées, le choix malheureusement est très limité. Dans les familles plus aisées, que l'on choisisse, à la place d'une chambre à coucher étroite, le salon plus vaste d'ordinaire, et qu'on le fasse par raison de santé.

C'est dans les réduits pleins de monde, dont l'air est lourd et qui servent à la fois de chambre à coucher, de salle à manger, d'atelier, de cuisine, que les maladies des enfants prennent naissance avec prédilection. Les rez-de-chaussée humides sont particulièrement dangereux.

**Température :**

En hiver, que l'air de la chambre dans laquelle couche le nourrisson ne soit pas surchauffé ; si on l'habitue à trop de chaleur, on le rend trop délicat et on l'expose à prendre facilement les maladies.

Pour le degré de température à maintenir dans l'appartement, conduisez-vous, non d'après vos sensations, toujours incertaines, mais uniquement d'après les indications du *thermomètre d'appartement*. Ce petit instrument indispensable et peu coûteux ne devrait jamais manquer, même dans la demeure des familles les plus pauvres ! La température d'appartement la plus convenable est de 14° à 15° Réaumur (17°,5 à 18° centigrades).

*Ne placez jamais le lit ou le berceau du petit enfant, trop près d'un poêle chaud.*

Les poêles de fonte sans revêtement spécial sont mauvais et malsains. Ne fermez jamais trop tôt la clef du poêle, il pourrait en résulter des empoisonnements dangereux !

**Eclairage, Aération :**

Les chambres des enfants ne doivent pas être tenues trop sombres par des rideaux, des stores, etc. Le nourrisson, comme la jeune plante, ne prospère qu'à la lumière. Ce n'est que dans les premiers jours après la naissance, qu'il faut un peu assombrir l'appartement.

*Ayez soin que l'air de la chambre où se trouve un enfant, soit partout tempéré pur, et sans poussière.*

Ouvrez donc souvent les fenêtres. Dans les moments les plus froids de l'année, préservez l'enfant des courants d'air, ou mettez-le durant le temps que vous aérez sa chambre, dans une pièce voisine. Servez-vous d'un abri pour le lit (muraille espagnole) de la forme d'un paravent qui se déroule : c'est très commode lorsqu'on veut aérer.

Le renouvellement très complet de l'air d'une chambre qu'on habite ou qui sert de lieu de réunion pour la famille, se fait en ouvrant à la fois et largement les portes et les fenêtres qui leur font face, tout en prenant contre les courants d'air, les précautions indiquées plus haut. En été, le dessus des fenêtres doit rester constamment ouvert.

Dans la maison, l'air respirable gâté ou sentant mauvais est un poison pour les enfants, comme pour les adultes. Les nourrissons en souffrent bien plus que les autres qui résistent mieux aux choses préjudiciables à la santé.

Même pour les nourrissons, dans la seconde moitié de leur première année tout au moins, et pendant les mois les plus chauds, il n'est pas aussi dangereux que le pensent les âmes timorées, de laisser entrer *l'air frais de la nuit* par les fenêtres ouvertes entièrement ou en partie, surtout dans les chambres à coucher restreintes.

*Un enfant dort mieux et plus longtemps dans une chambre convenablement aérée* ; c'est très favorable à sa santé. Pour l'aération nocturne, il est très commode d'avoir des fenêtres dont les vantaux supérieurs s'ouvrent à volonté.

**Propreté :**

Ne laissez jamais de linge sale dans une chambre d'enfant; ainsi n'y laissez pas les couches ou les petites chemises mouillées ; de même, il ne faut pas y laisser séjourner sans les couvrir, des vases de nuit malpropres. Il ne convient pas de laver et de faire sécher les vêtements des enfants dans la chambre qu'ils occupent, cela gâte l'air; il ne faut pas non plus y repasser, ni y faire la cuisine.

*Tenez surtout votre habitation méticuleusement propre dans tous les coins.*

Il ne faudrait pas fumer dans une chambre où se trouvent de petits enfants. Le balayage et l'époussetage des chambres ne devraient se faire qu'à l'aide d'un torchon humide. La poussière est nuisible aux poumons délicats du nourrisson.

III

## Des Vêtements.

*Il faut habiller l'enfant simplement, ne pas trop le serrer surtout, ne pas le tenir trop chaudement;* vous mettriez ainsi un obstacle à son développement naturel, à son mouvement et aux fonctions normales de la peau (perspiration et rayonnement). Ayez soin de tenir ses petits pieds bien chauds.

**L'emmaillotage :**

Laissez les bras de l'enfant libres; ne lui emmaillotez pas trop fortement la poitrine; ne lui comprimez pas trop le ventre au moyen du bandage ombilical. Laissez-lui souvent les jambes libres afin qu'il puisse bien remuer.

Le mouvement qu'il peut ainsi se donner, lui fortifie les muscles et les articulations.

**Chemises et langes :**

Les petites chemises et les langes seront en toile (en laine en hiver, pour un enfant délicat) sans plis, sans épaisses coutures qui pourraient le blesser.

Pour envelopper le corps de l'enfant et ses membres inférieurs, un carré de flanelle est ce qui convient le mieux.

Pour assujettir ces divers vêtements, il ne faut employer que de larges attaches et non pas des épingles de sûreté qui peuvent s'ouvrir et blesser le petit.

**Soins de propreté :**

Ayez toujours en provision un grand nombre de couches sèches, *et n'épargnez pas le linge propre.*

Quand le nourrisson crie, surtout lorsque le moment de lui donner à boire n'est pas venu, songez d'abord qu'il pourrait s'être mouillé ou sali. En lui enlevant à temps le linge devenu malpropre, vous préservez des rougeurs ou des plaies douloureuses la peau délicate du nourrisson.

Si le jeune personnage s'est sali avec l'urine ou les selles, lavez-le consciencieusement, dès que vous vous en êtes aperçu et, mettez-le dans une couche propre, préalablement chauffée. Faites cela avec une infatigable patience, même pendant la nuit si c'est nécessaire.

**Lange-culotte, Bonnet :**

Ce n'est qu'à partir du quatrième mois qu'il faut employer un lange-culotte au lieu du lange de flanelle. Il vaut mieux ne pas le faire plus tôt, l'enfant se mouillant trop souvent.

Dans la chambre, et même en plein air par un beau temps, l'enfant gardera la tête nue. Si, à cause de son peu de cheveux, vous croyez devoir le couvrir, mettez-lui un petit bonnet léger et large. *Au lit, il n'a pas besoin d'avoir la tête couverte.*

**Couchette :**

Que la couchette du nourrisson soit pour lui seul ; choisissez un petit lit sans bascule ou une corbeille roulante, sans rideaux afin que l'air puisse circuler librement.

Comme soutien pour le corps, lorsque l'enfant n'est plus sur un coussin, un matelas du meilleur crin élastique, ou à défaut, de varech. En cas de besoin même, un sac de balle d'avoine qu'il faut renouveler souvent.

Il ne faut pas oublier d'interposer une couche imperméable pour garantir le matelas de toute malpropreté, venant de ce que l'enfant se mouille.

*Il faut tenir méticuleusement propres, le linge et toutes les parties du lit d'un enfant.*

Il ne faut pas employer le berceau pour coucher un enfant. (Voyez ch. IX : des inconvénients du berceau.)

*Règle générale, ne prenez l'enfant près de vous dans votre lit que quand vous lui donnez à boire.* Beaucoup de petits enfants sont étouffés dans le lit de la mère imprudente qui s'est endormie. Lorsqu'on a donné le sein au petit être pendant la nuit, il faut *de suite* le remettre dans sa couchette.

Dans les premières semaines, on peut coucher l'enfant la tête sur un mince coussin de plumes. Plus tard, le lit de crin ou de varech est plus sain.

**Abus des couvertures :**

*N'ensevelissez pas le petit être sous un haut et lourd édredon* : cela ne fait que l'amollir. On se sert, en été, de couvertures de laine qui seront attachées au lit, pour que l'enfant, en se remuant, ne les enlève pas et ne se découvre pas complètement.

Laissez le visage de l'enfant à l'air, ne le couvrez pas d'un voile, cela empêche la libre respiration.

Une couchette trop chaude et un air chaud et corrompu sont de grands obstacles au sommeil tranquille de l'enfant.

**Bouteille pour les pieds :**

Tandis qu'on lui tient la tête bien fraîche, on peut lui chauffer les pieds au lit, du moins pendant les premières semaines, avec une bouteille de métal pleine d'eau chaude et *solidement fermée.* Il ne faut jamais employer à cet usage des cruches qui peuvent se casser pendant que l'enfant est dans son lit; de temps à autre, il est survenu des brûlures ou des accidents par suite de l'éclatement des cruches.

Il faut, dans la chambre des enfants, songer à tout et prévoir tout ce qui pourrait occasionner des maladies.

Enveloppez le cruchon avec des couches, afin d'avoir toujours sous la main des linges convenablement chauffés, lorsqu'il s'agit de changer le petit. Il faut aussi avoir soin de ne lui mettre que des chemises préalablement chauffées.

**Place de la corbeille :**

Si l'enfant dort dans une corbeille, placez-là, l'hiver surtout, sur une table ou sur des chaises, mais non sur le plancher, car c'est là que l'air est le plus froid et le plus insalubre.

---

IV

## Des soins de la peau.

*Les soins de la santé et la propreté sont, surtout dans la première année, d'une grande importance pour la prospérité de l'enfant.*

## I. — Les bains.

Il faut baigner le nourrisson tous les jours, dans la matinée, pendant quelques minutes dans de l'eau pure, chaude d'abord, puis tiède (excepté pendant les maladies sérieuses et les premiers jours après la vaccination).

**Température :**

*Les sages-femmes, les bonnes d'enfants, la mère doivent, pour mesurer exactement la température de l'eau, se servir du thermomètre à bains*, indispensable pour que les bains soient donnés convenablement, et ne pas se contenter d'y tremper la main ou le coude pour se rendre compte de la température, ce qui ne donne qu'une mesure très approximative. La plus pauvre famille elle-même ne se repentira pas d'avoir fait cette petite dépense.

L'eau du bain, trop chaude, est aussi nuisible à l'enfant que l'eau trop froide.

Voici la température qui convient au nouveau-né pour l'eau de son bain : 28° Réaumur (35° centig.). Tous les trois mois, il faudra descendre d'un demi-degré afin d'atteindre, au bout de la 1re année, 26° Réaumur (32° centigrades).

**Nettoyage de la peau :**

Afin de nettoyer parfaitement la peau de l'enfant, pendant le bain, il faut se servir d'une éponge propre et destinée à ce seul usage. Il faut que tout le corps, jusqu'au cou, baigne dans l'eau ; ayez donc soin d'en prendre une quantité suffisante.

Il faut d'abord laver le visage avec une éponge spéciale, plus petite, et de l'eau fraîche, et non pas avec l'eau du bain ayant déjà servi.

Il faut baigner l'enfant *à jeun* : aussitôt après on lui donnera sa nourriture, puis on le mettra au lit.

**Nettoyage de la tête :**

*Ne craignez pas de laver et de savonner soigneusement la tête du nourrisson.* Ce nettoyage complet de la tête, sera fait de préférence pendant le bain.

C'est un préjugé de penser que cela ne doit pas se faire, à cause du danger qui en résulterait pour le cerveau de l'enfant. La crasse de la tête n'est pas une protection, mais, comme pour le reste du corps, elle est nuisible parce qu'elle empêche la perspiration par les pores, et favorise l'irritation de la peau.

Il ne faut pas laisser les écailles sébacées sèches, ou d'autres malpropretés, sur la surface de la peau, jamais surtout, sur les parties molles situées en avant du crâne (ce que l'on appelle les fontanelles).

Si elles ne s'enlèvent pas complètement dans le bain, il faut les ramollir, pendant la nuit, en les frottant bien avec de la vaseline. (La vaseline est un corps gras qui ne rancit pas comme l'huile, et que l'on trouve dans toutes les pharmacies.)

On enlève alors très facilement la masse écailleuse en lavant avec soin, le matin suivant, pendant le bain, avec un savon non irritant; quand c'est nécessaire, on prend même un peigne dont on se sert avec beaucoup de précautions.

**Lavage du soir :**

Tous les soirs, il faut laver rapidement tout le corps du nourrisson avec de l'eau tiède (26° Réaumur), puis, peu à peu avec de l'eau plus froide. Bien sécher la peau après cette opération.

En hiver, il ne faut faire cette cure d'eau que dans une chambre convenablement chauffée. Consultez le thermomètre.

Règle générale, ces lavages à l'eau tiède, puis peu à peu à l'eau froide, et les frictions qui les suivent, endurcissent l'enfant contre les influences de la température, et de bonne heure agissent à l'encontre de l'amollissement si répandu de la jeunesse.

Les nettoyages soigneux du corps entier, préservent l'enfant des rougeurs, des plaies et des boutons sur la peau. Tous ces inconvénients apparaissent surtout sur les petits enfants malproprement tenus.

**Propreté méticuleuse :**

Que tout soit parfaitement propre et pur dans la chambre des enfants, surtout l'air, le sol, les murs, les vêtements, le lit, la nourriture, la bouche, la peau, dont le soin est si important à la vie; c'est le bien le plus précieux que l'on puisse donner à la jeune génération. Si ce devoir n'est pas consciencieusement rempli, il est impossible que les enfants prospèrent.

## Maladies de la peau.

Tous les *états maladifs* tenaces de la peau si sensible du nourrisson, s'ils persistent malgré des soins de propreté très scrupuleux, sont du ressort du médecin.

L'enfant souffre si l'on attend que le mal, insignifiant en apparence, passe de lui-même, ou si l'on retarde son soulagement en employant toutes sortes de remèdes inutiles: les douleurs persistantes lui enlèvent le sommeil, et souvent, dans le voisinage des parties malades de la peau, il se produit du gonflement des glandes.

**Remèdes préventifs :**

On peut prévenir les *irritations et blessures à la peau*, surtout dans les parties les plus sensibles du corps de l'enfant, (des plis du cou ou de l'aine, le creux de l'aisselle, les fesses), en saupoudrant ces parties de poudre fine, non irritante, par exemple : de poudre de salicylate (on en trouve dans les pharmacies). Il faut auparavent bien laver d'eau fraîche les endroits de la peau que l'on veut saupoudrer, et les sécher soigneusement.

---

V

## Le grand air ; le mouvement du corps.

**Les sorties :**

*Portez ou conduisez beaucoup le petit enfant dehors, en plein air,* dans sa voiture ; en ville, pendant l'été, menez-le dans les endroits ombragés et sans poussière.

Les jours de beau temps, il faut faire cette cure d'air plusieurs fois le jour ; en hiver, vous ne le laisserez à la fois que peu de temps dehors : (un quart d'heure, jusqu'à une demi-heure), mais pendant la bonne période de l'année, il faut l'y laisser plusieurs heures durant.

**Avantages des sorties :**

Jouir du bon air, pénétré de la lumière et de la chaleur du soleil, sous le ciel libre, est une condition indispensable de vie et de santé pour tout nourrisson d'un certain âge. (Voyez plus bas.)

*Le séjour constant dans l'atmosphère confinée d'une chambre, rend le petit anémique, pâle, faible et tout à fait apte à prendre toutes les maladies.* Les enfants élevés anxieusement à la chambre, comme des plantes de serre, ne prenant jamais ou presque jamais leur bain d'air l'hiver, sont très exposés au printemps à prendre les maladies des poumons.

Un séjour régulier et suffisant à l'air libre, pur et riche en oxygène, surtout lorsque le soleil luit, agit comme un remède véritable, qui active l'appétit, la digestion et le sommeil du nourrisson.

**Fréquence des sorties :**

Pendant les mois les plus chauds, le nouveau-né étant couché sur un coussin long, on le porte au grand air durant dix à quinze minutes la première fois et par un beau temps ; peu à peu on le laisse dehors plus longtemps et plusieurs fois par jour.

En hiver, il ne faut commencer ces promenades que vers cinq ou six semaines.

Lorsqu'on peut porter l'enfant sur les bras, puis dans la voiture d'enfants, il faut le sortir régulièrement chaque jour.

Ce n'est que lorsqu'il fait trop mauvais, surtout par le vent violent et froid et la pluie, qu'il faut laisser l'enfant dans une chambre bien aérée. La grande chaleur ne convient pas non plus pour sortir le nourrisson, surtout dans les premiers temps de son existence.

Accoutumer l'enfant à l'influence du plein air, peu à peu, même lorsqu'il ne fait pas très beau, contribue extrêmement à l'endurcir et à lui donner de la résistance.

**Précautions à prendre :**

On peut toutefois rendre le nouveau-né très malade par suite de refroidissement, en le sortant trop tôt, dans les tout premiers jours après sa naissance, en hiver surtout, si on le conduit pour *le baptême* dans une église éloignée et très froide. S'il a peu de vie, pour être né trop tôt par exemple, il faut attendre plus longtemps que de coutume pour le baptême, ou bien le faire baptiser à la maison.

**Manière de tenir l'enfant :**

L'enfant restera constamment couché sur le dos pendant les cinq ou six premiers mois ; ce n'est qu'après la fin du premier semestre qu'on peut le tenir droit ; mais il faut, au début, ne le faire que très peu de temps.

Prenez-le alors tantôt sur le bras droit et tantôt sur le gauche ; en le portant toujours du même côté, sa colonne vertébrale (épine dorsale) pourrait se dévier. Ne portez jamais droit trop longtemps votre enfant, les premiers temps que vous lui ferez prendre cette position.

Les nourrissons faibles ne devraient jamais être tenus autrement que couchés.

C'est en général entre six et huit mois, que l'enfant commence à se relever seul. Il est bon de conduire l'enfant de trois mois en plein air, étendu dans une voiture, bien couché sur de la bonne plume. La voiture d'enfant doit être construite, autant que possible, de façon que l'enfant qu'on y met, puisse regarder en avant lorsqu'on le promène. Il ne faut pas trop empêcher, avec les épais rideaux de la voiturette, le soleil et le grand air d'arriver à l'enfant, mais éviter, autant que possible, le vent et la poussière.

Vers la fin de la première année, quand le bébé est âgé de neuf à dix mois, il faut le mettre sur un tapis ou une couverture de laine, ou même sur le sol, en plein air quand c'est possible, dans le jardin ou le parc, afin qu'il puisse s'asseoir, se traîner, ramper. Ces derniers mouvements sont le préambule de la marche.

**Les premiers pas :**

*N'usez d'aucun artifice pour faire marcher prématurément le petit.* Ce n'est que vers la quarantième semaine qu'il le fait en se retenant à une chaise.

Ne l'asseyez pas trop tôt, *ne le mettez pas trop tôt*

*sur ses jambes* peut-être trop faibles encore. Dans bien des cas, cela produit des déviations des jambes (les jambes arquées). Ces déformations, généralement évitables, du corps de l'enfant, proviennent surtout de ce que les os sont demeurés trop mous (rachitisme).

Si, tout en le surveillant, vous permettez à votre enfant de se mouvoir à terre, peu à peu, il se relèvera de lui-même en s'accrochant aux objets qu'il pourra saisir, à une chaise, par exemple; puis, il apprendra à se tenir debout sans secours, enfin, à marcher, *dès que la nature l'aura rendu assez fort pour pouvoir le faire.*

Les premiers essais de marche n'ont guère lieu qu'après quarante semaines. Il n'y a guère qu'un cinquième des nourrissons qui apprennent à courir seuls avant la fin de la première année.

Ne précipitez rien sous ce rapport, par vanité, et laissez de côté les essais inopportuns, tels que la marche à l'aide des lisières.

**Chaises pour enfants :**

Vers la fin de l'âge où l'enfant cesse d'être un nourrisson, quand il peut en sûreté, se tenir assis par ses propres forces, on l'installe dans la *chaise d'enfant*. Celle-ci sera pourvue d'une planchette commode pour y placer les jouets ou autre chose semblable. Les chaises d'autrefois que l'on munissait d'un vase ne sont pas propres. Elles ne font que rendre plus difficile l'éducation de l'enfant sous le rapport de la propreté.

VI

# La dentition.

*La dentition, chez les enfants bien portants, se passe généralement pendant la première année, sans occasionner de troubles de la santé.*

**Les premières dents :**

Chez un nourrisson qui se développe normalement, les deux premières incisives apparaissent au milieu de la gencive inférieure, du sixième au septième mois, et les quatre incisives supérieures, dans le courant du dixième mois.

Du dixième au douzième mois, dans une dentition régulière, l'enfant devrait avoir huit incisives (quatre en haut, quatre en bas). De nos jours, l'alimentation artificielle étant malheureusement devenue fort à la mode, le cours normal de la dentition en est souvent troublé, c'est-à-dire que les dents apparaissent plus tard et d'une façon plus irrégulière que lorsque l'enfant est élevé avec l'alimentation naturelle, le sein de la mère.

Très souvent, la maladie que l'on nomme maladie anglaise (rachitisme, mollesse des os) est cause de l'apparition tardive des premières dents chez le nourrisson élevé artificiellement.

**Erreurs relatives à la dentition :**

*C'est une erreur* et même une superstition *très dangereuse*, pour la santé et la vie de l'enfant, *que de penser que la fièvre, la diarrhée, la toux, les poussées de boutons, etc., sont des choses qui arrivent nécessairement au moment de la dentition, et sont même très avantageuses.*

Du 1er au 7e mois. Du 7e au 10e mois.

Mâchoire supérieure.

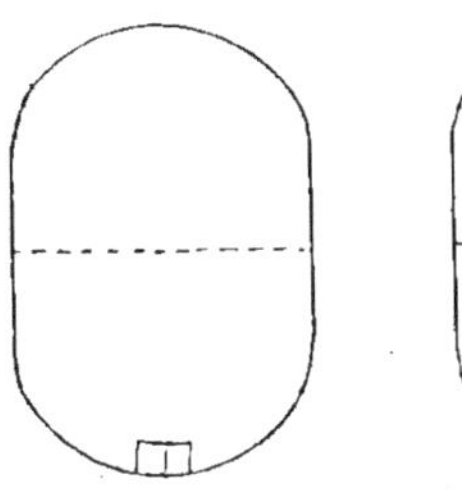
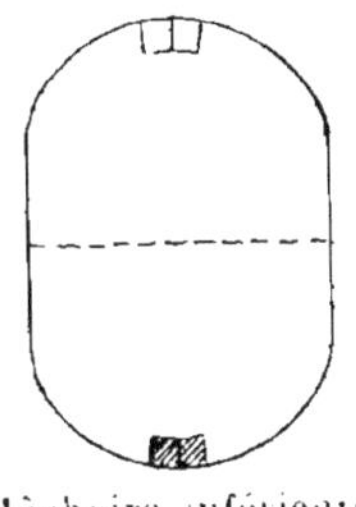
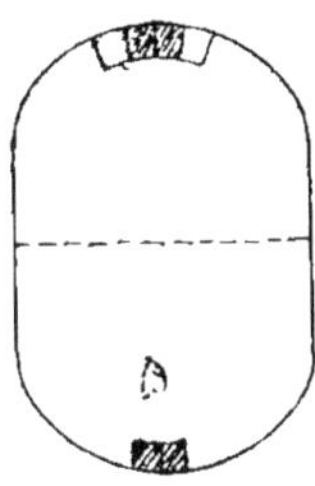

Mâchoire inférieure.

Du 10e au 13e mois.

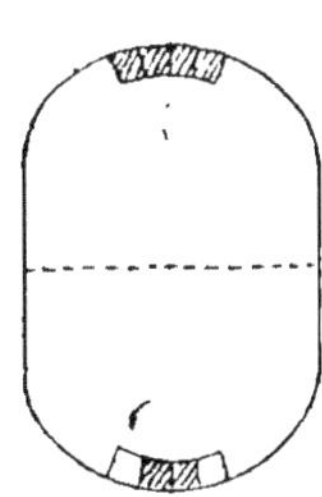
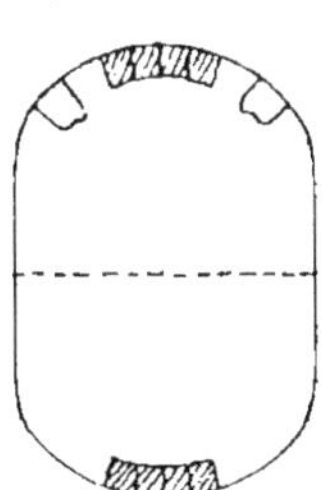
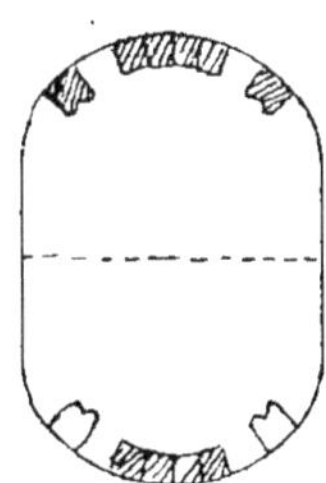

Du 13e au 16e mois. Du 16e au 20e mois.

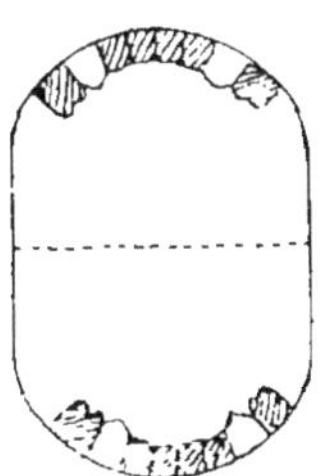
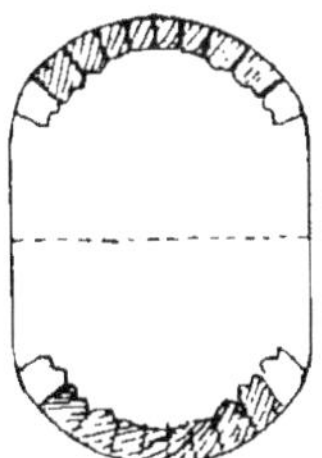

Schéma de la dentition chez les enfants.

La formation des dents et leur lente apparition, n'est pas un événement maladif, mais une partie du développement normal de l'enfant qui grandit. Elles n'occasionnent donc que dans des cas exceptionnels très rares, des symptômes importants de maladie. Cependant, l'irritation causée par la dent qui traverse la membrane muqueuse de l'os maxillaire, peut être une cause de sensibilité locale plus grande, d'une sécrétion salivaire plus intense, et çà et là de quelques autres troubles.

**Recours au médecin dans les maladies :**

Pendant la période de dentition, les maladies qui apparaissent, ont d'autres causes que « les dents qui sortent des nerfs », comme on dit dans le peuple. C'est le médecin, auquel on demande conseil, qui doit les découvrir, les éloigner ou les combattre.

Les parents ne peuvent pas prendre trop à cœur cette règle si importante parmi les soins que réclame le nourrisson. Souvent elle est négligée, et bien des fois, à l'irréparable préjudice du petit enfant.

Bien des nourrissons meurent, non pas de la dentition, mais pendant la dentition, d'une maladie qu'on a laissée sans soins, simplement parce qu'on pensait qu'elle était causée par les dents. On n'a pas prévenu le médecin, et quand on l'a prévenu, le secours est arrivé trop tard.

**Objets à proscrire :**

*Laissez patiemment, dans la dentition, agir la seule nature.* Les colliers dentaires électro-moteurs, vantés dans les journaux, et autres choses superstitieuses du même genre, ne sont que des jouets complètement inutiles. Tout ce que l'on dépense pour cela est de l'argent jeté par la fenêtre.

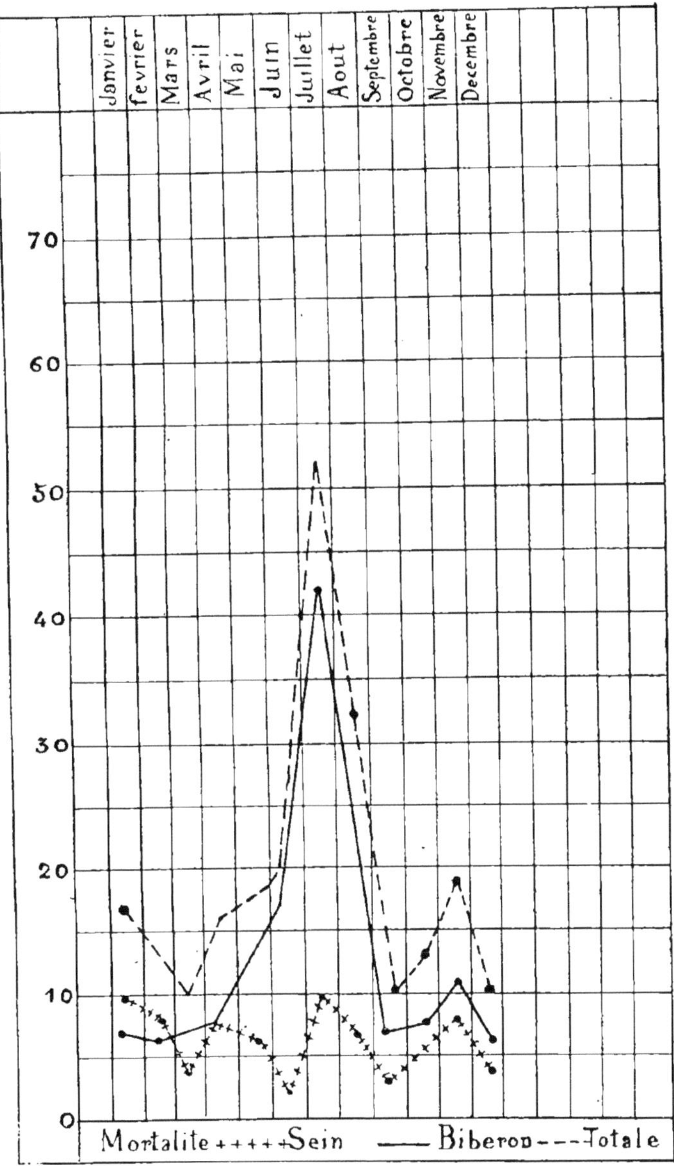


Tableau indiquant, par mois, la mortalité comparée des enfants élevés au sein et au biberon.

VII

# Maladies des nourrissons

## Conduite à tenir par les parents.

La plupart des troubles dans la santé du nourrisson peuvent être évités par des soins convenables et une alimentation normale.

**Prompt recours au médecin :**

Ne restez pas indifférents devant les maladies du petit enfant, même depuis sa naissance, par la fausse pensée qu'il n'y a rien à faire lorsqu'il s'agit de très jeunes créatures.

*Beaucoup de nourrissons meurent pour avoir été complètement négligés, ou pour avoir été confiés trop tard aux soins d'un médecin.*

Vous agissez donc contre votre conscience lorsque votre enfant ou l'enfant, qui vous est confié, devenant très malade, ou l'état de maladie persistant, vous restez oisif, n'écoutant que les conseils de la sage-femme ou d'une voisine, etc., n'employant que de petits remèdes de ménage, thé, ou eau sucrée, ou bien, lorsque vous allez chercher toutes sortes de remèdes prônés, tirés de la pharmacie, ou, comme cela se passe dans certains pays, sortis du couvent. Les petits enfants sont moins résistants à la maladie que les enfants plus âgés.

Il faut surtout faire attention aux vomissements fréquents et forts, à la diarrhée, surtout en été : c'est toujours sérieux.

**Vomissements, Diarrhée :**

Dès que votre enfant a des vomissements, appelez au plus vite le médecin. La diarrhée persistante à laquelle on n'attache pas assez d'importance — aurait-elle lieu pendant la dentition — conduit souvent le nouveau-né à la mort par épuisement ou par convulsions.

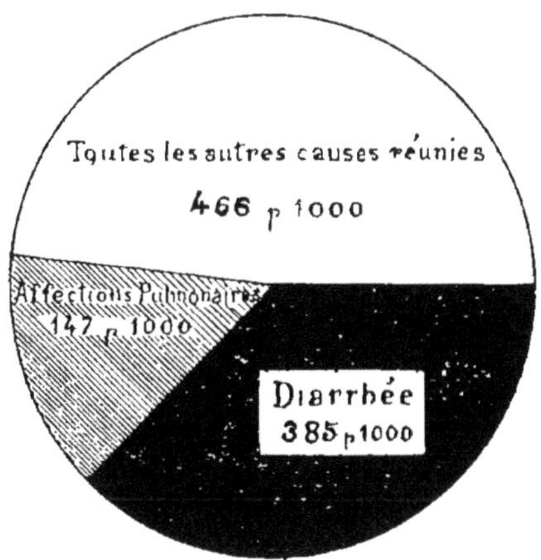


Principales causes de la mortalité chez les enfants de 0 à 1 an.

### Ophtalmie :

L'ophtalmie des nouveau-nés (suppuration des paupières) a besoin d'être soignée aussitôt que possible d'après les conseils du médecin.

Beaucoup d'enfants sont devenus irrémédiablement aveugles par la négligence des parents, faute de propreté et de soins, à la suite de ce mal qui est souvent dangereux et peut être transmis aux adultes.

*Il faut toujours prendre les maladies au début !*

C'est une superstition de penser, qu'il est bon pour les petits enfants, de leur percer les oreilles ou de leur faire porter des boucles d'oreilles, que cela sert à guérir les maux d'yeux ou à les en préserver. Les maux d'yeux ont toujours besoin du médecin.

### Maladies de la peau :

Faites venir aussi, de suite, le médecin pour soigner les éruptions de la peau (lichens), la suppuration des oreilles, le gonflement des glandes, chez le nourrisson. Ne perdez pas patience, si ces maladies, la plupart du temps très tenaces, ne guérissent pas aussi vite que vous le voudriez.

*C'est une idée très fausse que de penser que les croûtes suppurantes de la peau, surtout celles de la tête, l'écoulement des oreilles, sont favorables à l'enfant* comme étant un *révulsif* pour le cerveau. Ce sont des maladies comme les autres, et qui doivent être soigneusement traitées.

Gardez-vous surtout de la *superstition* qui, dans la chambre des petits, joue encore chez beaucoup d'individus, un rôle très important.

VIII

# Vaccination.

**Avantages :**

Une inoculation suivie de succès, de *bon vaccin*, est importante et utile contre la *variole* ou *petite vérole*, maladie très contagieuse et fort dangereuse pour le nourrisson.

Cette mesure artificielle, atténue à un haut degré la réceptivité de l'individu pour la variole naturelle dont tant de petits enfants sont morts.

**Date favorable :**

C'est pour cela que des parents soucieux de leurs devoirs, ne doivent pas apporter de retard à faire vacciner leurs enfants, dès que le moment est venu (généralement vers la fin de la première année) et cela en dépit des objections et préjugés des adversaires de la vaccine.

Faites-vous donner par un médecin des explications sur la conduite à tenir vis-à-vis de l'enfant vacciné, jusqu'à la fin de l'évolution des boutons de vaccin. Si l'éruption est particulièrement violente, confiez l'enfant aux soins du médecin.

Avec le vaccin soigneusement recueilli sur des animaux très sains (ce qu'on appelle la lymphe animale), on ne peut transmettre à l'homme aucune maladie.

Ce n'est qu'un médecin consciencieux qui décidera si votre enfant, âgé d'un an, est trop faible encore pour être vacciné, et si la vaccination ne devra pas être avantageusement retardée pour un motif valable.

*Dès l'apparition de la variole dans la région que vous habitez, faites vacciner votre nourrisson s'il ne l'est pas encore, quand il serait dans l'âge le plus tendre, n'eut-il même que quelques jours!*

—

## IX

## Développement intellectuel et éducation. — Soins à donner aux organes des sens. — Du sommeil.

Peu après la naissance, sous l'influence des impressions sensibles, petit à petit s'éveille chez l'enfant l'activité intellectuelle. Celle-ci a son siège dans le système nerveux central (cerveau, moëlle épinière).

Chez le nouveau-né, le cerveau tendre et aqueux, surtout dans les premières semaines, est aussi plus excitable qu'il le sera plus tard. Préservez donc pour ce motif, le tout petit enfant, aussi soigneusement que possible, de toute sensation désagréable et fâcheuse, à cause de la forte excitation des sens qu'elle produit (lumière vive, bruit violent, chaleur ou froid trop accusés).

Le premier sourire du nourrisson apparaît dès la 7e à la 10e semaine ; la petite tête se relève d'elle-même pour la première fois et se tient librement du 4e au 5e mois. C'est à peu près vers la 4e semaine qu'apparaissent les larmes accompagnant les cris.

**Protection des yeux :**

Protégez les yeux du bébé contre un éclairage aveuglant ; préservez-le du brusque passage de la forte lumière à l'obscurité profonde, de la poussière, de la fumée. Nettoyez parfaitement l'organe de la vue. (Pour ce qui a trait aux maladies des yeux, voyez ch. VII.)

**Protection de l'ouïe :**

*Épargnez* chez l'enfant *à l'organe de l'ouïe les impressions causées par les bruits intenses* (tous les nouveau-nés restent sourds pendant quelque temps). Tenez le pavillon de l'oreille et ses conduits extérieurs parfaitement propres, ainsi que le nez, organe de l'odorat.

Veillez aux soins de propreté nécessaires à la *langue*, organe du goût. (Voyez page 18, du développement de l'ennuyeux muguet.)

Les premiers sons qu'émet l'enfant en guise de langage passent inaperçus. Étudiez-les avec soin ; on finit par reconnaître par à peu près ceux qui annoncent la faim ou la souffrance.

Gardez-vous bien d'effrayer les petits enfants ou de les rendre craintifs de quelque façon que ce soit.

**Habitudes de propreté à donner à l'enfant :**

Habituez le nourrisson de 9 à 10 mois à *la propreté dans ses évacuations périodiques*, afin de pouvoir, à partir de cette époque, le retenir dans des limites régulières pour la satisfaction de ses besoins naturels. N'épargnez pas votre peine, quand bien même les tentatives que vous ferez dans ce but resteraient maintes fois sans résultat. Mettez l'enfant sur le vase, chaque fois surtout que vous le coucherez pour le faire dormir.

**Lutte énergique contre les caprices du nourrisson :**

*Elevez l'enfant de bonne heure, avec une persévérance paisible et une décision ferme.*

De bonne heure, au plus tard lorsque l'enfant a six mois, commencez à user de l'influence morale. A partir de cet âge, *ne lui donnez pas tout ce qu'il veut*, accoutumez-le par le regard et la voix à faire la distinction de ce qui lui convient et lui est permis d'avec ce qui lui est défendu : il faut considérer comme une fausse compréhension des choses cette idée que tant que l'on a à faire avec un nourrisson, il ne s'agit que de lui donner les soins du corps : que ceux de l'esprit ne sont ni possibles, ni nécessaires.

*Combattez les cris sans motifs, le caprice et les autres manifestations des passions* qui s'éveillent chez le nourrisson plus avancé, telles que la violence et la colère, par un regard sérieux, des exhortations douces, des signes de refus, mais non en le réprimandant vivement, et encore moins par des corrections corporelles.

Si l'enfant veut obtenir, par des cris violents et continus, une chose qu'on ne peut lui donner ou qui n'est pas permise, soyez constant à n'y pas prêter attention. Laissez le petit braillard crier à son aise la nuit surtout, il cessera de lui-même s'il remarque que ses hurlements ne servent de rien. C'est une crainte sans fondement, que celle de penser, qu'à force de crier, un enfant bien portant peut se rendre malade.

Bon nombre de mères au cœur trop sensible, se rendent les esclaves de ces petits tyrans, en cédant outre mesure, à leurs caprices.

*La partie essentielle de l'éducation de l'enfant consiste à enraciner solidement en lui de bonnes habitudes, celle surtout de l'obéissance et de l'amour*, et cela dès l'âge le plus tendre, lors même qu'il est encore nourrisson.

**Jouets :**

Les *jouets* que l'on donne à l'enfant, dans le cours de sa première année, doivent être autant que possible simples, unis, et absolument inoffensifs. Les poupées et autres jouets de ce genre contiennent, de-ci de-là, des couleurs vénéneuses. Le mieux est de leur donner des jouets incassables et sans couleur, par exemple des jouets en caoutchouc.

Ne laissez jamais entre les mains du nourrisson de petits objets tels que monnaie, boutons, cailloux, etc.; il les met dans sa bouche, peut les avaler ou les faire entrer dans sa trachée et s'étouffer.

**Respect du sommeil :**

Si l'enfant est endormi au moment de prendre son repas, ne l'éveillez pas généralement, à moins que le le sommeil de la journée dure trop longtemps. Il faut, de même, attendre le plus souvent que le petit se réveille pour le mettre au sec et le nettoyer. *Le sommeil copieux, fréquent et tranquille, est pour le nourrisson surtout, un besoin absolu et nécessaire à sa santé.*

Il ne faut pas, pendant la première année, balancer l'enfant dans un berceau, ni sur les bras de ceux qui le soignent, cela ne fait que l'étourdir et le gâter. Evitez aussi la fâcheuse habitude d'endormir le petit en chantant, le soir à la lumière ou dans l'obscurité, en le faisant aller et venir dans sa voiture, ou en employant des moyens artificiels analogues.

**Remèdes dangereux :**

Lorsque le nourrisson est inquiet, crie et ne veut pas dormir, *ne lui donnez jamais pour le faire dormir des remèdes* qui soient des stupéfiants, des infusions de pavots, des gouttes opiacées pour enfants, ou autres choses de ce genre. Avec de tels remèdes, malheureusement encore très employés dans certains pays, et tout à fait contre-indiqués, on peut rendre l'enfant dangereusement malade et même le tuer, ainsi que le montrent certains exemples (des faiseuses d'anges).

**Insomnies :**

Si l'enfant ne dort pas, se plaint souvent et longtemps, s'éveille après un sommeil court, pleure et montre de l'inquiétude, consultez le médecin.

La plupart du temps, cela est dû à un trouble dans sa vie ou dans les soins qu'on a coutume de lui donner; parfois c'est à l'alimentation, à la digestion, aux soins de la peau, à l'aération, à l'arrangement du lit qui n'est pas convenable, qu'il faut attribuer ces manifestations inusitées dans la conduite du petit être. Il est alors facile d'y remédier.

# TABLE





Paris. Typ. F. CHANTENAY, 15, rue de l'Abbé-Grégoire.

Paris. Typ. F. Chantenay, 15, rue de l'Abbé-Grégoire.

www.ingramcontent.com/pod-product-compliance
Ingram Content Group UK Ltd.
Pitfield, Milton Keynes, MK11 3LW, UK
UKHW020213200726
13856UKWH00004B/1373

9 782011 926135